LE PANSEMENT ANTISEPTIQUE

ET LA

SOCIÉTÉ FRANÇAISE DE SECOURS AUX BLESSÉS

DES

ARMÉES DE TERRE ET DE MER

(CROIX ROUGE FRANÇAISE)

———— ⊢✷⊣ ————

RAPPORT

Présenté

A LA RÉUNION PLÉNIÈRE DU COMITÉ DÉPARTEMENTAL POUR LA GIRONDE

PAR

M. le Dr PERY

Bibliothécaire de la Faculté de Médecine,

Commissaire spécial du personnel et du matériel sanitaires de la Société Française.

———————————————

BORDEAUX

IMPRIMERIE R. COUSSAU & F. COUSTALAT

20 — rue Gouvion — 20.

—

1888

LE PANSEMENT ANTISEPTIQUE

ET LA

SOCIÉTÉ FRANÇAISE DE SECOURS AUX BLESSÉS

DES

ARMÉES DE TERRE ET DE MER

(CROIX ROUGE FRANÇAISE)

—— ⊢ ✶ ⊣ ——

RAPPORT

Présenté

A LA RÉUNION PLÉNIÈRE DU COMITÉ DÉPARTEMENTAL POUR LA GIRONDE

PAR

M. le Dʳ PERY

Bibliothécaire de la Faculté de Médecine,

Commissaire spécial du personnel et du matériel sanitaires de la Société française.

BORDEAUX

IMPRIMERIE R. COUSSAU & F. COUSTALAT

20 — rue Gouvion — 20.

—

1888

LE
PANSEMENT ANTISEPTIQUE

ET LA

SOCIÉTÉ FRANÇAISE DE SECOURS AUX BLESSÉS

DES ARMÉES DE TERRE ET DE MER

(Croix Rouge Française)

Mon Général,
Monseigneur,
Mesdames,
Messieurs,

C'est pour moi un dangereux honneur que de prendre la parole après notre honorable Président et notre savant Secrétaire Général, et j'aurais vivement désiré pouvoir m'y soustraire ; mais j'ai dû céder à l'insistance des Membres du Bureau qui m'ont montré un devoir à remplir, et dès lors toute hésitation m'était interdite.

Le sujet que je vais avoir l'honneur d'aborder devant vous est des plus importants et aurait demandé la compétence d'un de nos habiles chirurgiens : c'est vous dire, Mesdames et Messieurs, que je resterai, je le crains, bien au-dessous de la tâche qui m'a été imposée et que je réclame toute votre indulgence : j'ose espérer qu'elle ne me fera pas défaut.

Importance des premiers soins aux blessés sur les champs de bataille.

Moyen de les assurer, spécialement par les sachets à pansements individuels.

Tel est le sujet que nous allons étudier ensemble.

Ce n'est qu'à la fin du XVIe siècle que l'assistance aux blessés sur les champs de bataille a commencé à être organisée ; c'est sous le règne d'Henri IV que furent créées les premières ambulances, elles furent perfectionnées sous Louis XIV, puis sous Napoléon. Depuis cette époque de nombreuses modifications ont été apportées dans le fonctionnement du service de santé. L'histoire fort intéressante de cette partie de notre organisation militaire vient d'être faite par M. le docteur Delorme, dans le premier volume de sa chirurgie de guerre ; je ne veux point entrer avec lui dans tous les détails que comporte cette question, ce serait sortir de mon sujet, mais je tiens à vous citer cependant un passage de son livre qui vous fera connaître le sort des malheureuses victimes de la guerre sous le règne d'Henri VIII.

Galé, chirurgien de la reine Elisabeth, s'exprime ainsi :

« Je me rappelle, dit-il, qu'à mon arrivée à l'armée, près » de Montreuil, sous Henri VIII, je trouvai là grand nombre » bre de drôles qui avaient l'impudence de faire les chirurgiens. » La plupart étaient des tondeurs de truies, de chevaux, plusieurs » chaudronniers de campagne et des savetiers. Cette noble secte » était connue sous le nom de « sangsues de chiens. » Avec cette » sorte de guérisseurs, le traitement n'était jamais long : deux » pansements suffisaient communément ; les blessés esquivaient » le troisième en partant pour l'autre monde. »

Ce triste état de choses n'existe plus depuis longtemps, je n'ai pas besoin de le dire; le service de santé est bien organisé aujourd'hui, et de nombreuses ambulances ou hôpitaux de campagne pourront suffire aux pansements des blessés des futures guerres. Aussi, n'ai-je l'intention de vous entretenir que des premiers pansements, de ceux qu'il est désirable de voir appliquer le plus tôt possible après les blessures.

Si j'avais eu l'honneur de traiter cette question devant vous il y a vingt ans, j'aurais pu, Mesdames et Messieurs, entrer immédiatement en matière et vous proposer divers moyens, répondant plus ou moins bien au but à atteindre ; procéder de cette façon aujourd'hui, après les immenses progrès réalisés, serait m'exposer à ne pas être compris, ou du moins, à l'être imparfaitement; aussi vous demanderai-je la permission de vous donner, au préalable, quelques éclaircissements absolument nécessaires.

Malgré les progrès incontestables accomplis successivement en chirurgie, malgré l'habileté reconnue des chirurgiens les plus éminents, les blessures accidentelles ou celles qui étaient le résultat des opérations les mieux conçues et les plus sûrement exécutées, étaient fréquemment suivies d'accidents plus ou moins graves, et la mort même était souvent la conséquence des complications qui survenaient. La chirurgie hospitalière donnait surtout des résultats peu faits pour encourager, et certaines opérations entraînaient de telles chances de mort qu'on était presque tenté d'y renoncer.

Il me serait facile d'apporter à l'appui de mes assertions les statistiques dressées de tous côtés, et je pourrais étaler devant vous de lugubres tables de la mortalité après les blessures ou les opérations ; mais je ne dois pas oublier que je ne fais pas ici une leçon de clinique, et qu'entrer dans ces détails serait m'éloigner du but que je me suis proposé.

C'était en vain que l'on avait cherché les causes de ces déplorables résultats ; on était tout juste arrivé, en modifiant les procédés opératoires et les modes de pansement, à diminuer la mortalité, mais personne encore n'était parvenu à édifier une théorie qui pût rendre compte des accidents et qui permît de les prévenir.

C'est alors que parurent les travaux d'un de nos plus éminents compatriotes, d'un savant dont le nom a eu dernièrement un retentissement universel à propos de la rage, vous avez tous nommé M. Pasteur. Oui, Mesdames et Messieurs, proclamons-le bien haut, c'est à un Français, c'est à M. Pasteur que l'on doit les immenses progrès réalisés par la chirurgie contemporaine, et c'est ce que je vais vous démontrer rapidement.

M. Pasteur a, depuis 1857, étudié dans une série de communications à l'Académie des Sciences, la fermentation et les générations spontanées, et je dois, pour bien faire comprendre la suite de mon discours, vous exposer en quelques mots les faits découverts par le savant Académicien. Dans ses travaux sur la fermentation, M. Pasteur a démontré qu'elles sont le résultat, non du contact de l'air lui-même, mais des particules solides qu'il tient en suspension ; il a aussi prouvé que les générations soi-disant spontanées doivent être attribuées aux germes nombreux contenus dans l'air. Rien de plus intéressant que les expériences sans nombre de M. Pasteur, que la variété de ses procédés expérimentaux, l'ingéniosité de ses appareils, rien de plus admirable que l'évidence de ses démonstrations.

Faisant à la chirurgie l'application des découvertes de M. Pasteur, répétant ses expériences, les analysant, les commentant, le docteur Lister, de Glascow, en arriva à conclure que la putréfaction des liquides qui s'écoulent des plaies, putréfaction qui entraîne les accidents, causes de l'effroyable mortalité dont nous avons parlé tout à l'heure, était due au contact de l'air, ou pour mieux préciser, au dépôt par l'air des germes qu'il tient en suspension. Empêcher l'air de pénétrer jusqu'aux plaies, ou plutôt ne lui en permettre l'accès qu'après l'avoir dépouillé de ses germes si nuisibles, telle fut la préoccupation de Lister, telle fut l'origine de sa méthode, méthode qui depuis lors a subi bien des modifications, bien des perfectionnements et qui, sous le nom plus général de méthode antiseptique, donne les merveilleux résultats que vous connaissez certainement, et dont, peut-être, vous avez été témoins.

Cette méthode antiseptique exige une série d'opérations minutieuses dont la description m'entraînerait trop loin et aurait surtout le tort d'être étrangère à mon sujet, auquel je m'empresse de revenir.

Les succès obtenus par la méthode antiseptique étaient trop merveilleux pour que, dès son origine, on ne songeât pas à l'appliquer au traitement des blessures de guerre. Les chirurgiens militaires ont été tous d'accord sur la nécessité de son adoption, mais cette mesure exigeait la transformation de l'immense matériel à pansement amassé dans les hôpitaux et les magasins de l'armée, transformation qui n'est pas l'œuvre d'un jour, et c'est ce qui en a retardé l'application.

Permettez-moi de vous dire en passant, Mesdames, que c'est à l'adoption des pansements antiseptiques que l'on doit l'abandon de la charpie, que notre Comité de Dames nous a fourni en si grande quantité en 1870.

La Société de secours aux blessés, appelée par le gouvernement à participer à la création des hôpitaux auxiliaires et des ambulances de gare, doit donc se pourvoir de pansements antiseptiques de façon à être en mesure de parer, dans les délais prévus, à toutes les éventualités.

Mais les victimes de la guerre n'arrivent pas immédiatement dans les hôpitaux auxiliaires, ni même dans les ambulances, quelqu'avancé que soit leur poste sur les champs de bataille, les blessés ont donc un trajet plus ou moins long à parcourir pour y arriver et recevoir les premiers soins des médecins ; et la perte de leur sang, la douleur qu'ils éprouvent, ou toute autre cause peut les en empêcher, et ce retard dans les premiers secours peut avoir de sérieuses conséquences.

Un soldat blessé par le feu de l'ennemi est-il donc fatalement condamné à rester plus ou moins longtemps sans soins sur le champ de bataille, ou bien y a-t-il un moyen de lui fournir toujours et en tous lieux un premier pansement ? Les Anglais, peuple essentiellement pratique et positif, ont trouvé depuis longtemps la solution de ce problème.

Voici ce que dit à ce sujet un de leurs éminents chirurgiens, Longmore, dans son *Traité des blessures par armes à feu :*

« Pendant la guerre de Crimée, on adopta un système qui ren-
« dait impossible qu'un soldat blessé n'eût pas sous la main le
« moyen de se panser, quel que fût le point du champ de bataille
« où il vînt à tomber. Par une circulaire du Ministre de la
« Guerre du 27 mai 1855, les médecins militaires furent infor-
« més qu'il avait été décidé qu'un pansement de campagne
« devait faire partie intégrante du sac de chaque soldat du ser-
« vice actif, de façon à être prêt en tout temps et en tous lieux
« pour un premier pansement. »

Voici quelle était la composition de ce pansement :

Un bandage de calicot de 3^m65 de long sur 0^m075 de large ; une compresse de lint de 0^m30 de long sur 0^m075 de large pliée à

plat et attachée par quatre épingles. Pendant la guerre que sou-
tinrent les Anglais en 1873-1874 contre les Ashantis, la composition du paquet à pansement fut modifiée ; il consista alors en une
pièce de lint, sur laquelle on avait étendu de l'onguent simple et qui
était renfermée dans du papier ciré, il y avait en outre un bandage triangulaire, deux épingles de sûreté et un paquet d'épingles
ordinaires, le tout plié dans un papier ciré. Le paquet était porté
dans la poche pectorale gauche de la tunique, ce qui était bien
préférable au port dans le sac, dont le soldat est parfois obligé de
se débarrasser pendant le combat et qu'il retrouve difficilement
après.

En 1869, le ministre de la guerre de Prusse ordonna que chaque soldat de l'Allemagne du Nord portât avec lui les objets
nécessaires à un premier pansement consistant en charpie, compresses et bandages. L'infanterie devait porter l'appareil dans la
poche gauche de la culotte ; les hussards et les lanciers, cousu au
pan de devant de la jaquette ; les autres régiments de cavalerie,
au pan de derrière. L'idée de faire porter à chaque soldat un
paquet à pansement ne fut pas adoptée sans discussion, et nous
allons raconter brièvement les débats auxquels elle a donné lieu
en Allemagne.

On trouve dans le livre de Gori, intitulé : *La Chirurgie militaire et les Sociétés de secours à l'Exposition de Vienne en 1873,*
la mention d'un paquet à premier pansement du célèbre chirurgien Esmarch (Professor Esmarch Erster Verband). Cet appareil
consistait en un linge triangulaire de 32 centimètres de large,
un morceau de charpie anglaise imprégnée d'acide phénique à
1·10, et de deux morceaux d'ouate réunis dans un papier verni,
le tout pesant 47 grammes. Sur la proposition de Billroth,
Langenbeck et Esmarch, la conférence réunie à Vienne émit à
l'unanimité le vœu de pourvoir dorénavant chaque soldat en
campagne d'un Erster Verband ou premier pansement.

Heyfelder, dans son *Manuel de chirurgie de guerre,* paru en
1875, veut que chaque soldat soit aussi muni d'un premier pansement d'Esmarch.

Les Russes, pendant leur guerre avec les Turcs, ont porté cha-
cun leur paquet à pansement.

En 1883, à la cinquante-sixième réunion des médecins et naturalistes allemands à Fribourg, une longue discussion s'éleva sur la question des pansements antiseptiques en chirurgie d'armée et la valeur des divers antiseptiques fut discutée. Les professeurs Maas, de Wurtzbourg ; Kuster, de Berlin ; Von Lotzbeck, bavarois ; Beck, badois ; Nicolaï et Kracke, de Fribourg, y prirent une part active.

En 1884, la Société de médecine militaire de Woolwich s'occupa de la chirurgie antiseptique et de son application en campagne à l'occasion d'un mémoire de Godwin sur ce sujet. Chose importante à noter, Godwin établissait dans son mémoire, d'après l'expérience de Reyher dans la guerre turco-russe, que dans les cas où la méthode de Lister fut employée en maintenant appliquée sur les plaies une compresse antiseptique jusqu'à l'arrivée du malade à l'ambulance, la mortalité fut réduite à 16 °/o, tandis que dans les cas traités partiellement par cette méthode, la mortalité fut de 35 °/o, et qu'enfin, dans les cas où la méthode ne fut pas employée du tout, elle fut de 95 °/o.

Lister prit part à cette discussion, et voici ses paroles :

« Quand on aura déterminé, dit-il, le genre de pansement destiné
« à être immédiatement appliqué sur le champ de bataille, il
« faudra trouver un moyen pour que le soldat en transporte les
« différentes pièces constamment avec lui dans une poche où ce
« pansement sera à l'abri de la saleté et facilement accessible.
« Il importe avant tout de préserver les blessures de toute
« souillure provenant soit du contact des doigts ou de toute autre
« cause. Le premier pansement devra donc être très simple, très
« facile à appliquer et ne pas nécessiter l'emploi de bandages
« comprimant le membre blessé. L'application d'un tampon de
« coton antiseptique et d'un bandage triangulaire suffisant pour
« obturer la plaie, l'emploi d'un antiseptique quelconque la
« mettant à l'abri de la poussière et des souillures seront certai-
« nement les moyens les plus pratiques. Le coton est à recom-
« mander : il est portatif, très léger, se laisse comprimer, et de
« plus, agit comme filtre. Le bandage triangulaire est d'une appli-
« cation rapide et n'offre pas l'inconvénient de pouvoir déter-
« miner des accidents par constriction. »

L'opinion de Lister, l'inventeur de la méthode antiseptique, nous paraît avoir un grand poids, et l'on voit qu'il est entièrement favorable aux paquets à pansements individuels.

En 1884, le Congrès de la Société allemande de chirurgie, réuni à Berlin, s'occupa de la question du premier pansement sur le champ de bataille : Lister, Esmarch et Starke prirent part à la discussion, ainsi que Langenbeck.

Lister pense que la désinfection immédiate sur le champ de bataille ne peut être obtenue qu'à l'aide de poudres antiseptiques et propose une cartouche à pansement de son invention. Esmarch défend ses tampons antiseptiques et rappelle qu'il a récemment inventé un nouveau paquet dont les Anglais se sont montrés très satisfaits en Égypte et qui se compose de deux compresses de gaze renfermant de la sciure de bois au sublimé.

Panly adopte l'opinion de Lister.

Roth, de Dresde, dit que le ministère de la guerre de Prusse va prochainement entreprendre une enquête sur l'emploi de l'antisepsie en campagne et que cette enquête donnera des conclusions définitives. Roth est défavorable au paquet à pansement qui est, dit-il, une surcharge inutile. Il prétend, malgré l'assertion d'Esmarch, que pendant la campagne d'Egypte, les médecins les plus autorisés de l'armée anglaise ont vu les soldats employer leurs matériaux à pansements à toute autre chose qu'au pansement des plaies.

Starke est aussi opposé au paquet de premier pansement qu'il appelle le malheur du soldat.

Largenbeck croit que les cartouches à pansement de Lister sont inacceptables.

L'enquête faite sur la proposition du ministère prussien se poursuivit avec activité, et on trouve dans le *Kriegerheil* de novembre 1885 la mention suivante : Une somme de 800,000 marks a été inscrite au budget militaire de 1886-87 pour l'acquisition et l'organisation du matériel à pansement destiné à appliquer en campagne les procédés de l'antisepsie. C'est à la suite de résolutions prises par une conférence de médecins militaires, de chirurgiens et d'hygiénistes convoqués le printemps dernier par le ministère de la guerre, à l'instigation de l'impératrice, que l'Administration de la guerre s'est décidée à réclamer l'inscription de la somme ci-dessus au budget pour l'année courante.

Dans un article du médecin autrichien Victor Wagner, publié dans le " *Der Mililararyl* " sous le titre : Du paquet du pansement, ce chirurgien dit que le paquet à pansement est nécessaire, et il fait choix pour antiseptique de l'iodoforme.

Quant à l'armée allemande, une circulaire du ministère de la guerre prussien, en date du 17 mars 1887, reproduite par le ministre de la guerre bavarois, en date du 25 mars, est venue apporter quelque modification à l'ordonnance du 13 mars 1886 sur l'adoption et la réglementation du paquet antiseptique du soldat. La composition du paquet reste la même : deux compresses de gaze au bichlorure, une bande de cambric imprégnée du même antiseptique, une épingle de sûreté et une étoffe imperméable pour contenir le tout. Mais le port en devient obligatoire pour tout officier, employé ou soldat affecté à une formation de campagne ou d'étape. Le paquet est porté par l'homme de troupe dans le pan gauche de devant du vêtement.

Les approvisionnements en paquets de pansement sont faits en temps de paix dans les hôpitaux militaires ; la dépense prévue pour l'armée prussienne seule, est d'un demi-million de marcks. Les paquets sont confectionnés par une maison de Berlin, à raison de 15,000 par jour.

Un journal de médecine, *La Province Médicale* du 24 mars dernier, nous apprend que le gouvernement Hollandais vient de suivre l'exemple de la Prusse. Voici ce qu'on lit en effet dans le numéro indiqué :

« Le gouvernement Néerlandais fait actuellement fabriquer à
» La Haye, sur l'instigation de M. Zimmerman, inspecteur du
» service de santé militaire, 42,000 cartouches à pansement anti-
» septique, pour être distribuées aux soldats en temps de guerre.
» Chaque cartouche mesure 10 centimètres de long sur 5 de large
» et 2 de haut, et se trouve fermée par une épingle de sûreté :
» elle contient une bande de 3 mètres, trempée dans une solution
» de sublimé à 3 % et deux morceaux de gaze trempée dans
» une solution de sublimé à 1 %, mais ayant préalablement passé
» dans un mélange d'iodoforme et d'acide borique.

Un journal de médecine de ces jours derniers nous apporte la nouvelle que le gouvernement Autrichien vient lui aussi d'admettre le paquet à pansement individuel. Le paquet autrichien a la forme d'un prisme triangulaire de 7 centimètres de hauteur sur 3 de base, est renfermé dans un papier parcheminé et contient une compresse de calicot, une bande de 2 mètres, une épingle de sûreté, 3 à 4 grammes de coton dégraissé et un imperméable ; son poids et de 25 grammes environ.

Tandis qu'à l'étranger la question du paquet à pansement individuel suivait les diverses phases que nous venons d'indiquer et que la plupart des nations, l'Allemagne en tête, l'avaient résolue d'une manière affirmative, que faisait-on en France ?

En 1872, Legouest, dans sa *Chirurgie d'armée*, dit que les soldats de la plupart des armées étrangères ont dans leur sac un peu de linge et quelques bandes propres à faire un premier pansement, mais il ne se prononce pas sur l'utilité de ce moyen.

En 1881 parut, dans la *Revue militaire de Médecine et de Chirurgie*, un article critique excellent, au dire du professeur Chauvel. Cet article des docteurs Dziewonski et Fix a pour titre : « L'Antisepsie sur le champ de bataille ».

Voici quelques-unes des conclusions de ce travail :

1° Le pansement, pour être antiseptique, doit être appliqué immédiatement.

2° Il ne peut être fait que si chaque homme est pourvu d'un paquet de pansement antiseptique qui sera appliqué par lui, les brancardiers ou les médecins de régiment. Pour ce paquet, il faut choisir comme antiseptique volatil l'acide salycilique, comme antiseptique fixe, le chlorure de zinc. Ce dernier doit être nécessairement associé à l'ouate, seule substance dont le feutrage soit suffisamment épais pour filtrer l'air en empêchant l'arrivée des produits infectieux. Le modèle qui, quoique imparfaitement, remplit le mieux les principales indications, est le paquet d'Esmarch, ceux de Port et de Melladow doivent être pris en considération.

3° A la place de secours, le pansement sera vérifié et complété, selon le cas.

M. Chauvel, professeur au Val-de-Grâce, dont la compétence ne saurait être niée par personne, est entièrement favorable aux pansements individuels. Voici à ce sujet une phrase que j'em-

prunte à son article pansement, dans le Dictionnaire encyclopé-
dique des sciences médicales : « Pour nous, dit-il, qui croyons à
« la nécessité des pansements antiseptiques en campagne, nous
« n'hésiterions pas un instant à modifier le matériel sanitaire pour
« l'adapter à ces conditions nouvelles. En admettant que
« chaque paquet revienne à 40 ou 50 cent., la dépense pre-
« mière ne dépasserait pas un million. Et combien d'éco-
« nomies sur la charpie, le linge grand et petit, les bandes
« de toile et tout l'attirail pharmaceutique de cérats, onguents,
« teintures, etc., viendront diminuer le revient de cette première
« dépense? » Plus loin, Chauvel dit « qu'il ne verrait aucun
« inconvénient à confier au blessé lui-même, si son état le lui
« permet, l'application du premier pansement antiseptique. »

L'article de Chauvel a été écrit en 1884, et il n'y est fait
aucune mention d'un article paru la même année dans les
Archives de médecine, de chirurgie et de pharmacie militaires, et
qui a pour auteur Delorme, professeur au Val-de-Grâce.
Nous le regrettons, nous aurions aimé à voir critiquer par un
homme aussi compétent que M. Chauvel, les idées de M. Delorme.

Voici les conclusions de M. Delorme : « Personne ne peut
« méconnaître l'utilité qu'il y aurait à recouvrir, sur le champ de
« bataille, les plaies d'un pansement antiseptique, mais il faudrait
« bien aussi se garder d'exagérer les différences dans les processus
« de guérison et la mortalité qui séparent les plaies graves trai-
« tées de la sorte immédiatement ou quelques heures après. Ce
« qu'il faut, c'est réduire le plus possible le temps qui sépare le
« moment où l'homme est blessé de celui où il peut-être pansé
« d'une façon méthodique. Quant au paquet du soldat, il ne peut
« être pour lui qu'une surcharge inutile, et son adoption par
« l'État qu'une perte sèche. »

Jusqu'à présent, la question portée devant le ministère de la
guerre à Paris n'a pas été tranchée, et nous ignorons absolument
quelles sont les causes qui ont empêché la solution de cette affaire,
dont l'importance ne saurait échapper maintenant, nous l'espérons du moins, à ceux qui ont bien voulu venir nous entendre.

Dans ces conditions et bien que le service de première ligne
appartienne exclusivement au corps de santé militaire, le Comité

départemental de la Gironde de la Société Française de secours aux blessés a considéré comme un devoir d'étudier cette question et de prêter ainsi son concours au Conseil central et au Ministère de la guerre pour en hâter la solution, s'il est possible.

Une Commission a donc été nommée dans le sein du Comité, elle s'est mise courageusement à l'œuvre, a examiné divers paquets à pansements ; non pas malheureusement en voyant les paquets eux-mêmes, mais en en lisant la description, et enfin, après avoir trouvé facilement à critiquer ce qui avait été fait par d'autres, elle a crû pouvoir mieux faire et a proposé elle aussi un paquet à pansement, qu'elle est loin cependant de croire parfait, mais qui pourtant lui paraît offrir certains avantages. Malheureusement il a aussi son défaut, et il est grave, nous vous l'avouerons dans un instant.

Avant de vous faire connaître la composition de notre paquet à pansements individuels, permettez-moi, Mesdames et Messieurs, de vous dire quelles conditions doit, à notre avis, réunir un paquet de pansement individuel. Ces conditions peuvent se réduire à cinq principales :

1° Être léger ;

2° Avoir un volume aussi restreint que possible ;

3° Renfermer tous les objets antiseptiques indispensables à un pansement d'attente ;

4° Pouvoir se conserver longtemps sans s'altérer ;

5° Coûter aussi peu que possible.

Les inventeurs de paquets à pansement individuels ont rempli de diverses manières ces conditions.

Les uns ne veulent que des poudres antiseptiques renfermées dans de petites boîtes et versées sur les plaies que l'on recouvre ensuite de tissus antiseptiques ; les autres, et c'est le plus grand nombre, repoussent les poudres pour s'en tenir aux tissus imprégnés des antiseptiques les plus divers. Le choix des tissus est variable ; les uns admettent la gaze, d'autres le cambric ; ceux-ci préfèrent le coton, Dziewouski et Fix proposent l'amadou.

Je recule, Mesdames et Messieurs devant la description de ces divers appareils ; je vous rappellerai seulement la composition du paquet allemand et du paquet hollandais : Deux compresses de gaze au bichlorure, une bande de cambric imprégnée de la même substance, une épingle de sûreté, le tout renfermé dans un tissu imperméable, composent le paquet allemand.

Le paquet hollandais n'en diffère qu'en un seul point : c'est que la gaze, avant d'être imprégnée de sublimé, a passé préalablement dans un mélange d'iodoforme et d'acide borique.

Nous en arrivons maintenant au paquet que nous avons fait préparer et que nous allons vous décrire en vous le faisant voir. Disons tout de suite que nous avons rejeté l'emploi de poudre antiseptique pour deux raisons: la première, c'est que renfermée dans une cartouche ou une boîte, elle doit se tasser et s'agglomérer, et par conséquent ne remplit plus le but qu'on se propose ; dans le cas contraire, elle offre l'inconvénient d'être d'une application difficile pour la main mal assurée du blessé, et doit être facilement emportée par le vent. Aux divers tissus qui s'offraient à notre choix, nous avons préféré la ouate antiseptique parce qu'elle est légère, se feutre facilement, joue le rôle de filtre et peut assez bien arrêter une hémorrhagie, enfin, parce qu'elle est d'un prix relativement peu élevé. On pourrait aussi employer du lint, et c'est ce qu'a fait le fabricant qui a préparé nos modèles de paquets. Pour l'antiseptique qui devait l'imprégner, nous avons préféré l'acide borique à cause de sa fixité qui en assurait la conservation.

Restait maintenant à établir une enveloppe imperméable, de façon à assurer autant que possible la conservation du paquet. Pour arriver à ce but, nous avons choisi une bande de tissu de caoutchouc noir très souple, repliée sur elle-même, de façon à former un sac d'environ dix centimètres, dont l'extrémité est arrêtée par une épingle de sûreté. Nous avons songé à utiliser l'enveloppe de caoutchouc pour fixer le pansement et le préserver des agents extérieurs; dans ce but, la couture à la machine est faite au point de chaînette, de telle sorte que l'épingle de sûreté enlevée, il suffit de tirer sur les faces opposées du sac pour le découdre, en ôter le contenu, et on a pour recouvrir le pansement une bande de caoutchouc suffisamment longue. Notre paquet a de plus une enveloppe extérieure en coutil cousue de la même façon et qu'on peut utiliser encore.

Il renferme enfin une plaque de ouate boriquée ou une compresse de lint et une bande de trois mètres de long.

Supposons donc qu'un blessé veut faire usage de son sachet à pansement qu'il porte à la face interne de sa tunique ; il enlève tout d'abord l'épingle de sûreté qui le ferme, saisit de chaque main un des côtés du sac et tire doucement en écartant les mains ; le point de chaînette se rompt, se découd, et l'enveloppe imperméable apparaît ; faisons sur elle la même opération, et nous arrivons sur la bande et le coton borique ou le lint, voilà le pansement tout prêt à être appliqué. Le blessé pose le coton ou le lint sur la plaie, le recouvre successivement du tissu de caoutchouc puis du coutil et enfin de la bande tissée ; il la fixe avec l'épingle de sûreté, et dès lors les douleurs sont écartées, l'écoulement du sang modéré ou même arrêté, et le blessé peut attendre plus patiemment l'arrivée des brancardiers ou même essayer de gagner le poste de secours. Pour pouvoir placer à lui seul le pansement, il faut que le blessé ait l'usage de ses deux bras, dans le cas contraire, un camarade ou un autre blessé pourra lui venir en aide.

Je dois maintenant reconnaître, Mesdames et Messieurs, que notre paquet à pansement a un grand défaut, mais défaut qui peut être corrigé dans une certaine mesure.

Notre sachet à pansement est trop cher, il coûte de 70 à 75 c., tandis que le paquet d'Esmarch ne vaut que 40 centimes : celui de Melladow, 35 à 40 ; celui de Dziewonski et Fix, 33.

Il y a donc une réforme à faire pour améliorer notre paquet à pansement individuel.

Dans cette question, du reste, il y a deux choses absolument différentes : l'utilité d'un pansement individuel qui nous semble absolument démontrée et qui s'impose, et le principe admis, le choix à faire entre les divers pansements proposés, second point dont l'importance est grande, mais qui ne vient qu'en second rang.

Comme vous le voyez, Mesdames et Messieurs, la question des pansements individuels est beaucoup plus grosse et plus importante qu'elle n'en a l'air au premier abord. Nous l'avons étudiée ensemble successivement à l'étranger et en France, et nous avons constaté que tandis que partout ailleurs elle a reçu une solution, nous en sommes encore à la période d'études.

Le Comité départemental de la Gironde, justement ému de
cette situation, a pris une louable initiative : il a nommé une
Commission d'études qui lui a soumis le projet de pansement
que je viens d'avoir l'honneur de vous montrer. Ce paquet,
envoyé au Conseil central à Paris, a été, comme il fallait s'y
attendre, l'objet de quelques critiques, et la question a été soumise
par lui au Ministère de la guerre.

Que convenait-il de faire en pareille occurence ?

Il nous a semblé que nous devions faire connaître au public et
nos projets et nos inquiétudes ; nous espérons qu'il en arrivera
un écho au ministère de la guerre, et si nous sommes assez heureux
pour provoquer une solution favorable, nous aurons bien mérité
de la patrie en contribuant, cela n'est pas douteux, à conserver la
vie à beaucoup de ses défenseurs.

9 782019 169886